DIETA PALEO

Receitas Paleo De Última Geração Para Pessoas Fantásticas

(Guia Para Uma Vida Mais Saudável)

Victor Sousa

Traduzido por Daniel Heath

Victor Sousa

Dieta Paleo: Receitas Paleo De Última Geração Para Pessoas Fantásticas (Guia Para Uma Vida Mais Saudável)

ISBN 978-1-989837-81-8

Termos e Condições

De modo nenhum é permitido reproduzir, duplicar ou até mesmo transmitir qualquer parte deste documento em meios eletrônicos ou impressos. A gravação desta publicação é estritamente proibida e qualquer armazenamento deste documento não é permitido, a menos que haja permissão por escrito do editor. Todos os direitos são reservados.

As informações fornecidas neste documento são declaradas verdadeiras e consistentes, na medida em que qualquer responsabilidade, em termos de desatenção ou de outra forma, por qualquer uso ou abuso de quaisquer políticas, processos ou instruções contidas, é de responsabilidade exclusiva e pessoal do leitor destinatário. Sob nenhuma circunstância qualquer, responsabilidade legal ou culpa será imposta ao editor por qualquer reparação, dano ou perda monetária devida às informações aqui contidas, direta ou indiretamente. Os respectivos autores são proprietários de todos os direitos autorais não detidos pelo editor.

Aviso Legal:

Este livro é protegido por direitos autorais. Ele é designado exclusivamente para uso pessoal. Você não pode alterar, distribuir, vender, usar, citar ou parafrasear qualquer parte ou o conteúdo deste ebook sem o consentimento do autor ou proprietário dos direitos autorais. Ações legais poderão ser tomadas caso isso seja violado.

Termos de Responsabilidade:

Observe também que as informações contidas neste documento são apenas para fins educacionais e de entretenimento. Todo esforço foi feito para fornecer informações completas precisas, atualizadas e confiáveis. Nenhuma garantia de qualquer tipo é expressa ou mesmo implícita. Os leitores reconhecem que o autor não está envolvido na prestação de aconselhamento jurídico, financeiro, médico ou profissional.

Ao ler este documento, o leitor concorda que sob nenhuma circunstância somos responsáveis por quaisquer perdas, diretas ou indiretas, que venham a ocorrer como resultado do uso de informações contidas neste documento, incluindo, mas não limitado a, erros, omissões, ou imprecisões.

Índice

Parte 1 1

Introdução 2

Capítulo 1 – A Fundação Paleo 8

POR QUE GRÃOS PODEM CAUSAR PROBLEMAS DE SAÚDE E PESO ... 11
POR QUE AÇÚCAR PODE CAUSAR PROBLEMAS DE SAÚDE E DE PESO 14

Capítulo 2 – As Diretrizes Da Dieta Paleo 18

LISTA DOS NÃO-NÃO 22
QUANDO ESTIVER COM FOME 23
ESTRESSE E ALIMENTAÇÃO 24

Capítulo 3- Receitas Da Dieta Paleo 27

ABOBRINHA E OVOS 28
SALADA DE ESPINAFRE, FRUTAS E NOZES 28
BERINJELA 29
ESPETINHOS DE CORDEIRO 30
TILÁPIA AO LIMÃO E PIMENTA 32
SALADA DE PEITO DE FRANGO AO ALECRIM 32
ENSOPADO DE FORNO 33
SALADA DE FRUTAS 34

Conclusão 36

Parte 2 40

Receitas Para O Café Da Manhã 41

Receitas Para O Café Da Manhã 41

PANQUECAS DE DÓLAR DE PRATA 41
BOLO PALEO 42
OMELETE DE ESPINAFRE 42
MINGAU DE COCO 43
BISCOITOS DE MORANGO E BANANA 44

Mingau Paleo Sem Grãos 45
Stirfry Para Café Da Manhã 46
Panquecas De Abóbora 47
Berinjela Com Ovos 48
Granola Picante 48

Receitas Para O Almoço 49

Curry Vegetariano Com Abobrinha 49
Stirfry De Ovos Bokchoy E Manjericão 51
Stirfry De Vegetais E Ovos 52
Frango Com Gengibre E Romã 53
Nuggets De Frango De Buffalo 54
Sopa Cremosa De Beterraba 54
Sopa De Tomate E Manjericão 55
Sopa De Alface E Pepino 56
Frango Italiano Com Couve-Flor 57
Frango Ao Pesto 57

Saladas Paleo 58

Salada Picante De Atum 58
Salada De Romã 59
Salada De Rúcula, Abacate E Passas 60
Salada De Frango Mediterrâneo 61
Salada De Manjericão, Abacate E Frango 62
Salada De Atum E Abacate 63
Salada De Repolho Deliciosa 63
Delícia De Atum Com Alcachofras 64
Salada De Atum E Abacate Avançada 65
Salada Cremosa De Cenoura 65

Receitas Para O Jantar 66

Sopa De Batata Doce Picante 66
Sopa De Pimentão Assado 67
Tapenade De Azeitonas Pretas Em Barco De Abobrinha 68
Frango Cozido Slowcooker 69
Frango Com Laranja E Couve 69
Sopa De Cebola Verde E Espinafre 70

Frango Com Pêssego E Nozes 71
Sopa De Tomate Com Caju 72
Pasta De Tahini E Sopa De Abacate 73
Sopa De Pepino Com Caju 73

Parte 1

Introdução

Nos últimos anos, Parece que tem tidomaistendências de dietas que tem vindo e ido, e os grupos consolidados têm permanecido consistentes (Vigilantes do Peso, Jenny Craig, etc.).Naqueles anos, uma dieta pensada para ser uma tendência há provado seu poder de permanência: a Dieta Paleo. A razão: funciona, especialmente para perda de peso. Na verdade, estudos têm mostrado que quando combinada com exercícios, a dieta Paleo te ajuda a perder mais libras/quilos que as outras.

Um incrivelmente simples comum senso de dieta, a dieta Paleo é baseada nos tipos de alimentos antropólogos e outros têm provado, que os humanos primários consumiam. Peixe fresco, carne, vegetais, frutas, nozes e sementes são a base. Se excluem laticínios, grãos e alimentos processados, para o bem da sua cintura e sua saúde.

Você pode perguntar, onde é que eles surgiram? Bem, na verdade tem suas raízes na década de 1970, quando um médico e estudioso chamado Walter Voetglin supôs que a sociedade ocidental precisava acordar e poderia ser muito mais saudável se todos voltassem ao básico que os primeiros ancestrais humanos comiam.

Ele pontuou a Era Paleolítica, cerca de 11000 anos atrás, um tempo pré-agrícola, quando humanos eram caçadores nômades, sem terra fixa. Um tempo antes do excessivo processamento de nossos alimentos e bem antes do Geneticamente Modificados(Transgênicos).

Como a sociedade passou a ser cada vez mais industrializada e mais e mais pessoas tornaram-se urbanas, a dieta do Ocidental médio estava tornando-se mais dependente em alimentos processados e embalados – e açúcar. Acreditando em algo tinha de ser feito se a população estava para ter um futuro brilhante, livre de obesidade e diabetes desenfreada (para nomear apenas duas das patologias que estavam no topo), Dr. Voetglin veio com a fundação para a atual dieta Paleo.

It didn'treallytakehold in the Western world untilthepublicationof*The Paleo Diet*, by Loren Collins, in 2002. Providing people with what seemed an easier and scientifically sound principle for losing weightand feeling better, the book took off, especiallywithcelebritiesexpoundingthePaleodiet'svirtuesandsports figures attributing it withtheirbetter performance.

Muito recentemente (2015), tem havido vários artigos sugerindo que nossos antepassados "homens das cavernas" não necessariamente comeram o que o Dr. Voetglin e Collins escreveram e que obviamente não há "uma" dieta Paleo porque diferentes regiões proviam diferentes recursos naturais - uma aldeia sem litoral, por exemplo, não teria acesso a uma abundância de peixes, um dos alimentos básicos da dieta Paleo de Collins.

Além disso, há evidências de que os povos paleolíticos ingeriam grãos, amido e outros carboidratos como parte regular de sua nutrição, os quais são "não-não" na dieta Paleo. Os acadêmicos estão fazendo um caso muito literal da referência a "Paleo", na minha opinião. Claro que não estamos tentando comer exatamente como eles fizeram. Mas estamos tentando nos manter mais limpos e com mais atenção ao valor nutritivo de nossos alimentos.

Não importa a história, os princípios acadêmicos em que a dieta Paleo é construída serão debatidos nos círculos acadêmicos por anos, tenho certeza. O que não pode ser discutido, porém, é que a dieta Paleo funciona, especialmente quando se trata de perda de peso.

Tudo se resume à dieta Paleo baseada em princípios nutricionais sólidos. Nós todos sabemos que precisamos evitar açúcares adicionados e escondidos, produtos químicos, gorduras ruins e alimentos processados. Mesmo especialistas reconhecidos não negam a utilidade da promoção da dieta Paleo de evitar alimentos com alto índice glicêmico (aqueles que aumentam os níveis de glicose no sangue) e eliminar gorduras causadoras de inflamação (como as encontradas em fastfoods e frituras profundas).

Um dos outros (e alguns diriam melhor) elementos da dieta Paleo é como é fácil. Quero dizer incrivelmente simples de seguir e realmente desfrutar. Não há contagem de calorias, nenhum cartão para levar a todos os restaurantes e nenhuma pesagem semanal. Não há obsessão sobre quantos gramas de um determinado nutriente é em sua refeição da manhã.

De fato, seguir dietas que só rastreiam as calorias pode prejudicar a meta de perda de peso porque 400 calorias de batatas fritas não afetam seu corpo da mesma forma que 400 calorias de fatias de maçã frescas. Só faz sentido quando visto dessa perspectiva.

O que tudo isso significa no final? Bem, a dieta Paleo de hoje é essencialmente uma interpretação saudável e bem pensada do que tornou nossos primeiros antepassados mais saudáveis do que somos hoje.

Significa um retorno a uma alimentação mais limpa, mais rica em nutrientes e, no final, fazendo escolhas simples e sensatas.

Qualquer pessoa pode fazê-lo e deve, se quiser viver uma vida mais longa, mais saudável e mais produtiva.

Capítulo 1 – A Fundação Paleo

Comprovado para ajudar na perda de peso (estudos novamente têm mostrado que a dieta Paleo associada ao exercício realmente produz melhores resultados de perda de peso a longo prazo do que muitas das outras dietas atualmente disponíveis no mercado), para garantir que você tenha os blocos de construção para os músculos e esteja na melhor saúde de sua vida, a alimentaçãoPaleo é o melhor em dietas "básicas". Em coordenação com o exercício regular, tem ajudado dezenas de milhares de pessoas a atingir seu potencial.

A fundação também é simples - nossos corpos não evoluíram ou mudaram substancialmente desde a era paleolítica. Embora a maneira como vivemos nossas vidas e como obtemos nossa comida tenha mudado drasticamente, é claro, com técnicas de processamento de alimentos e avanços na agricultura evoluindo exponencialmente, nossa química corporal essencial e nossos sistemas internos que nos permitem digerir e usar alimentos como combustível não mudou com eles.

O humano médio do Paleolítico tinha os mesmos órgãos internos e eles trabalhavam como os nossos. Então, por que eles eram geralmente mais musculosos e menos acima do peso do que nós? Por que eles sofrem menos com as doenças que fazemos, como diabetes, doenças cardíacas, etc.?

Parte disso tem a ver com o estilo de vida, é claro. Eles não tinham nenhuma das conveniências modernas que fazemos hoje e, é claro, eles literalmente lutavam para colocar comida em suas mesas. No entanto, o Dr. Voetglin também atribuiu isso ao que eles colocavam em suas mesas e, posteriormente, em seus corpos.

Com o advento da agricultura, os primeiros homens paleolíticos deixaram de ser caçadores-coletores - sempre em movimento, seja rastreando e capturando os animais que usavam para a carne ou fora dos campos, e florestas reunindo raízes e frutos para complementar suas reservas de alimentos- para se estabelecer em um lugar, plantar e colher e manter animais em rebanhos.

Avance alguns milênios e você terá a dieta dependente de grãos e açúcar da moderna América do Norte. Combinado com o quão estático e imóvel é o nosso estilo de vida - você nem precisa sair de casa para comprar alimentos em muitas cidades; um clique e eles são entregues à sua porta e temos o ambiente perfeito para a explosão da obesidade e das doenças de hoje.

Por que Grãos Podem Causar Problemas de Saúde e Peso

Quando falamos de grãos, estamos falando de tudo, desde o seu cereal até os pães. Qualquer coisa feita com trigo, centeio, etc O problema com os grãos é que eles são compostos de carboidratos e muitos carboidratos causam problemas de açúcar em seu sangue. De lá, ele se compõe e causa ganho de peso.

A ciência disso, de maneira simplista, é que seu corpo só pode converter tantos carboidratos em açúcar que podem ser usados para energia em um nível celular. Muitos carboidratos significam muito açúcar e isso eleva os níveis de açúcar no sangue (o índice glicêmico). O corpo então libera insulina para controlar o açúcar no sangue a um nível administrável.

O que não pode controlar tem que armazenar em células adiposas.

As células podem se tornar resistentes aos efeitos da insulina ao longo do tempo e parar de fazer o que devem fazer, o que significa deixar a insulina baixar os açúcares. Então, seu corpo combate isso produzindo mais insulina, levando os açúcares para as células de gordura. Diabetes Tipo II, ganho de peso e semelhantes.

Outra característica específica da maioria dos grãos é que eles contêm glúten e lecitinas. O glúten é uma proteína encontrada em grãos como centeio, trigo e cevada. A intolerância ao glúten é responsável por toda uma série de condições crônicas, como dermatite, dor nas articulações, problemas reprodutivos, refluxo ácido e afins.

Lecitinas ocorrem naturalmente, mas são toxinas em grãos destinados a proteger a planta de ser comida. Irônico não é? Literalmente as lecitinas são voltadas para nos impedir de consumir o grão. Não letal, no entanto, as toxinas causam estragos no trato gastrointestinal de uma pessoa, impedindo-a de se recuperar do desgaste normal. Tal como acontece com a intolerância ao glúten, lecitinas são responsáveis por uma série de problemas gastrointestinais que assolam a sociedade moderna (Síndrome do Cólon Irritável é um deles).

Por que Açúcar Pode Causar Problemas de Saúde e de Peso

Açúcar tornou-se tão prevalente em nossa cultura que existe até mesmo nos nossos alimentos salgados. A dependência do açúcar é, aos olhos de alguns, uma epidemia. Embora nossos corpos precisem de açúcar (para queimar calorias e fornecer energia para nossas células), estamos negligenciando nossos corpos a ponto de essas células estarem implorando por ajuda para processar a sobrecarga.

Diabetes, doenças inflamatórias, até mesmo acne, atormentam nossas vidas e continuam piorando a cada geração. A dieta Paleo elimina todo o açúcar, exceto o que ocorre naturalmente nas frutas e legumes frescos consumidos.

Por quê? Bem, o açúcar é um cristalzinho complicado. Por um lado, é um carboidrato simples (o que todos os outros carboidratos são convertidos nas células), necessário para o seu corpo criar energia para sobreviver. Você precisa disso para sobreviver.

Onde os problemas começam é quando consumimos açúcar ou açúcares artificiais. Não é necessário incluir alimentos açucarados em sua dieta se você estiver obtendo de fontes naturais. E lembre-se de grãos? Bem, como mencionado, eles são eliminados na dieta Paleo em parte porque eles são carboidratos e carboidratos convertidos em açúcares, aumentando a quantidade que você está consumindo.

Demasiado açúcar pode causar inflamação em todo o corpo, não apenas nas articulações. É a reação exagerada do corpo ao sistema imunológico, combatendo o que ele percebe serem ameaças. Pode causar o que é chamado de "picos" em seus níveis de açúcar no sangue, criando a espiral descrita anteriormente.

Além disso, alimentos com alto teor de açúcar contêm um alto teor calórico e, se essas calorias não são queimadas, elas são armazenadas como gordura. Além disso, as calorias vazias podem contribuir para as deficiências nutricionais e definitivamente causam cáries. O açúcar fornece uma fonte de energia facilmente digerível para as bactérias ruins em sua boca.

O açúcar é dividido em dois açúcares simples antes de entrar na corrente sanguínea do trato digestivo: glicose e frutose. A glicose é encontrada em todas as células vivas do planeta, mas não é necessária em sua dieta. Se não o fizermos em nossas dietas, nossos corpos podem produzi-lo.

Frutose não tem valor redentor e prejudica em grandes quantidades, pois é armazenado em seu fígado, se o seu sistema está sobrecarregado com ele. Um pouquinho, digamos, de um pedaço de fruta, será transformado em glicogênio e armazenado para uso futuro.

Mas se o fígado já está "cheio" de capacidade com glicogênio, comer mais açúcar o sobrecarrega e é forçado a converter a frutose em gordura dentro do fígado. Isso leva a um "fígado gordo". Condição mais frequentemente associada a alcoólatras, o fígado gorduroso está aumentando devido ao nosso estilo de vida ocidental "doce".

Cortar o açúcar para a dieta Paleo tem outro benefício importante para a saúde: pode ajudar a diminuir o colesterol. Por décadas, sempre se pensou que as gorduras "ruins" ou saturadas eram a causa do colesterol alto, o precursor das doenças cardíacas.

Estudos recentes provaram que é um equívoco e que na verdade é o açúcar que é um dos principais impulsionadores da doença cardíaca por causa dos efeitos nocivos da frutose no metabolismo dentro das células.

Capítulo 2 – As diretrizes da dieta Paleo

Para garantir que você aproveite ao máximo a dieta Paleo, há várias orientações que você pode seguir. E lembre-se antes de iniciar qualquer dieta ou regime de exercícios, verifique com seu médico que é seguro para você fazer isso.

Seu primeiro passo será limpar seus armários, despensa e geladeira. Doe para o banco de alimentos ou encontre um amigo que aprecie a comida, se puder. Ou talvez para ser frugal, tente terminar o que está lá agora antes de ir para compras e então você pode comprar com pensamento Paleo.

Você estará eliminando as guloseimas açucaradas, os jantares processados, pré-embalados, o refrigerante - você não os quer mais nem precisa deles. Você estará limpando sua dieta.

Em seguida, faça sua lista de compras com base na seguinte base de alimentos:

1. Carnes: carne de vaca, frango, porco, etc.

2. Peixe e Crustáceos: salmão, truta, arinca, camarão, marisco, etc.
3. Ovos
4. Legumes: brócolis, couve, pimentão, cebola, cenoura, tomate, etc.
5. Frutas: maçãs, laranjas, bananas, etc.
6. Nozes e sementes: amêndoas, nozes, etc.
7. Gorduras e óleos saudáveis: manteiga, óleo de coco, azeite, etc.

Ao comprar qualquer coisa da lista acima, é importante tentar comprar a mais fresca e natural das opções oferecidas. Isso significa carne orgânica de pastagem ou maçãs sem agrotóxicos e similares. Quanto mais orgânico melhor. Agora você também pode se preocupar com a sua pegada de carbono, então compre a diretriz se quiser.

Pode levar algum tempo para se acostumar, mas sua dieta também deve ser rica em gordura, moderada em proteína animal e baixa a moderada em carboidratos. (Eu sei que não disse carboidratos, mas você verá o que quero dizer brevemente).

Outra coisa que talvez seja diferente é que não há contagem de calorias nem controle de porção, como com qualquer coisa, coma com moderação. Ouça seu corpo. Quando sinalizar que você está cheio, coloque o utensílio para baixo.

Quando se trata de gorduras, não tenha medo de comer quantidades generosas - o óleo de coco e a manteiga são bons exemplos das gorduras que darão ao seu corpo o combustível certo. Apenas certifique-se de que eles são de fontes de alta qualidade.

As porções são guiadas livremente pelo grupo de alimentos específico. Boas quantidades de proteína animal devem ser consumidas. Cortes gordurosos são bons e cada refeição que inclui este tipo de proteína precisa incluir uma gordura. Outra boa prática é usar os ossos para fazer estoques e caldos para receitas.

Vegetais frescos ou congelados podem ser servidos em porções generosas. Cozido ou cru, não importa, apenas mais uma vez, certifique-se de servi-los com algum tipo de gordura. E é aí que você pode compensar a perda de grãos e seu conteúdo de fibras. Use batata-doce para fornecer não apenas a fibra, mas também uma boa fonte de carboidratos não tóxicos.

Frutas e nozes devem estar em menor escala por porção. Você também precisa procurar aqueles que fornecem o menor teor de açúcar, mas também são ricos em antioxidantes. Quando se trata do tipo de nozes que você escolhe, procure por aquelas ricas em ômega-3, pobres em ômega-6 e pobres em gorduras poliinsaturadas (nozes de macadâmia se encaixam nessa conta). Por favor, note: Se você tem uma doença auto-imune, problemas digestivos ou quer acelerar a perda de peso, elimine esta categoria de alimentos.

A escolha de proteína animal deve ser guiada pelo "mais puro, melhor". Bovinos de gado que pastam em pastos livres de pesticidas ou ovos de galinhas caipiras valem o custo. Se for impossível comprar esses tipos, sejam problemas de disponibilidade ou seu orçamento limitado, certifique-se de procurar cortes finos de carne ou ovos enriquecidos com Ômega-3 e complementar a fonte de "boa gordura" perdida com óleo de coco ou manteiga.

Lista dos Não-Não

Como você já leu, os grãos não devem mais fazer parte de seus planos de refeição. Isso significa que não há pães, cereais, doces e assim por diante. Além disso, legumes como feijão, ervilhas, soja e amendoim não estão no cardápio.

Corte quaisquer óleos hidrogenados ou mesmo parcialmente hidrogenados e vegetais. Isso significa que nenhum girassol, milho ou óleos vegetais ou margarina, para citar alguns. Óleos de oliva ou abacate são bons para você, mas não cozinhe com eles (tem a ver com a forma como eles quebram em alta temperatura). Apenas empregue-os como chuviscos ou curativos.

Açúcar adicionado de qualquer tipo devem sair. Portanto, não compre refrigerantes, caixas de suco, concentrado congelado, e essas são apenas as fontes mais óbvias. Verifique as etiquetas quanto ao teor de açúcar. E fique longe de biscoitos, barras, etc. embalados. A regra é se ela é embalada em uma caixa, deixe na prateleira.

Laticínios além da manteiga (e talvez do creme de leite) não fazem parte da dieta Paleo, mas se você achar que não pode viver sem ela, pense em comprar apenas produtos crus, gordurosos ou fermentados.

Quando Estiver com Fome

O que? Diga isso de novo. "Coma quando estiver com fome." Não aposto que muitas dietas em que você esteve fizeram disso uma regra.

Uma das regras do senso mais comum, se você pode chamar assim, essa crença da dieta Paleo é baseada na idéia de que você precisa ouvir o seu corpo. Isso também se aplica a parar de comer quando seu corpo diz que está cheio. Muitas pessoas que lutam com seu peso na verdade colocaram seus sistemas tão fora de sincronia, sobrecarregando-os com açúcar que eles romperam o centro de saciedade de seus cérebros. Isso significa que eles nunca se sentem saciados ou cheios.

Esta parte ficará mais fácil com a eliminação de açúcares. Você estará permitindo que seu cérebro o avise quando estiver realmente com fome e saberá quando estiver satisfeito. E se você pular uma refeição ou duas, o que acontece na vida agitada de todos, não se preocupe. Ao contrário de outros planos, a dieta Paleo não gira em torno de seis pequenas refeições por dia ou três grandes. É sobre o ritmo natural do seu corpo.

Estresse e Alimentação

Até agora, você sabe as várias maneiras as quais o estresse tem um efeito negativo em nossas vidas. É provavelmente um tema de pelo menos um programa de notícias por dia, de onde quer que você esteja. É difícil dizer se temos "mais" stress do que as pessoas do Paleolítico - fugir de um carnívoro faminto e feroz com apenas uma lança para defesa seria bastante estressante, eu acho -, mas temos diferentes tensões e eles estão vindo para nós em um fluxo mais constante do que nunca.

Como qualquer outro programa de bem-estar, a dieta Paleo funcionará melhor se você eliminar tantos estresses da sua vida quanto possível. Então, talvez ceda e deixe seu filho pegar o ônibus para a escola. Você pode se dar alguns minutos sozinho para estar pronto para o dia no trabalho. Ou experimente uma aula de ioga no centro de recreação local. Muitos deles permitem que você pague e alguns até oferecem uma aula grátis para experimentá-lo. O Yoga, em particular, proporciona exercícios e meditação, além de ser uma introdução mais suave à atividade, se você não estiver se exercitando há algum tempo. Pequenas coisas ajudam.

E tenha uma boa noite de sono, as oito horas que sua mãe lhe contou há anos. Isso significa preparar a cama adequadamente: desligue a TV, o iPad, o laptop e o smartphone pelo menos uma hora antes de rastejar sob os lençóis. Outra dica é tentar fazer da hora de dormir um horário consistente a cada noite (ou dia, se você trabalhar em turnos). Talvez até mesmo comprar alguns novos lençóis de alta qualidade como um deleite. Pode ser o incentivo que você precisa para adormecer mais rapidamente. Para ajudar nutricionalmente, você pode querer considerar adicionar alguns suplementos à sua dieta agora. A vitamina D e probióticos são sugeridos para complementar a dieta Paleo. Você também deve pensar em obter seus níveis de magnésio, iodo e vitamina K checados. Mais uma vez, consulte o seu médico antes de começar a tomar qualquer tipo de suplementos.

Capítulo 3- Receitas da Dieta Paleo

Agora as coisas divertidas: fazer as refeições. Lembre-se, você sempre pode adaptar suas receitas favoritas à dieta Paleo, encontrando substitutos que se encaixam no plano alimentar. A farinha de amêndoa pode ser usada no lugar da farinha de trigo para fazer um pão de microondas rápido e fácil. Cenouras picadas podem ser usadas no lugar do açúcar branco em suas receitas favoritas de molho de espaguete. É tudo sobre tentativa e erro.

A seguir, apenas algumas receitas que incorporam os ingredientes da dieta Paleo. Espero que eles agardem, mas você sabe que também pode experimentar o seu. Lembre-se que não existe apenas uma forma de "Paleo". Pode ser guiado pela disponibilidade regional e tradições pessoais.

Abobrinha e Ovos

Comece o seu dia com esta incomum e gostosa combinação.

2 colheres de chá de óleo de coco

1 pequena abobrinha, cortada em fatias finas

1 ovo batido

Sal e pimenta a gosto

Aqueça uma pequena frigideira em fogo médio. Despeje o óleo e refogue a abobrinha até ficar macia. Espalhe a abobrinha em uma camada uniforme e despeje o ovo batido por cima, cobrindo-o. Cozinhe o ovo até ficar firme e tempere com sal e pimenta a gosto.

Salada de espinafre, frutas e nozes

Combinando um número de Paleoelementos, este é um prato delicioso ou um ótimo almoço.

Espinafre, de 2 a 3 onças(em gramas, de 60 a 80)
1 laranjanavel, descascada e cortada em pedaços pequenos
1 maçã império, descascada e cortada em pedaços pequenos
Grande punhado de metades de noz
½ c cebola roxa picada
Na tigela, misture os ingredientes; misture com o seu molho favorito de azeite e vinagre.

Berinjela

Dieta Paleo pode até incorporar diversão
1 berinjela grande
1 dente de alho
¼ colher de sopa de azeite extra-virgem
2 colheres de sopa de suco de limão
½ colher de chá de sal
Pitada de pimenta caiena
Pitada de páprica
Corte quatro fendas profundas de 1 polegada espaçadas uniformemente na berinjela; Coloque o alho na assadeira e asse em 450 graus até que o alho esteja macio e a berinjela esteja dourada e o

garfo tenro. Descasque a berinjela e retire os grandes cachos de sementes. Transfira para uma tigela de tamanho médio. Espremer os brotos de alho individuais do cravo com a berinjela e com um garfo, amasse bem. Bata no óleo, suco de limão e pimenta de Caiena. Sirva como um mergulho para vegetais.

Espetinhos de Cordeiro

Uma famosa alternativa à carne vermelha, a qual é Paleo
½ xícara de castanhas de caju cruas ou amêndoas
6 pimentas verdes, sem sementes e picadas
½ cebola picada
2 colheres de sopa de gengibre picado
2 colheres de sopa de manteiga derretida
1 ovo
1 gema de ovo
1 ¾ colher de chá de sal
1 colher de chá de açafrão
½ colher de chá de pimenta branca
¼ colher de chá de pimenta de Caiena

¼ colher de chá de cardamomo moído, canela, cravo moído, cominho moído, noz-moscada e pimenta preta
1 ½ cordeiro moído
1/3 c de coentro picado
No processador de alimentos, bata juntos castanha de caju, pimentão, cebola, gengibre e manteiga até obter uma pasta lisa. Em uma tigela grande, bata o ovo com gema extra; bata na mistura de caju e em todas as outras especiarias moídas até ficar bem misturado. Adicione cordeiro e coentro e com as mãos untadas ou uma colher de pau, misture bem. Leve à geladeira por pelo menos 2 horas (até um máximo de 24). Com as mãos umedecidas, formar 16 bolas, usando ¼ xícara da mistura de cordeiro para cada um. Forma cada um em forma de salsicha de 4 polegadas de comprimento e coloque em espetos. Grelhe até não estar mais rosa no centro (em um churrasco, cerca de 10 minutos).

Tilápia ao Limão e Pimenta

Um dos tipos mais populares de peixe, esta é uma receita fácil de preparar quando você não tem muito tempo.
¼ xícara farinha de amêndoa
½ colher de chá de tempero de pimenta e limão
2 filés de tilápiagraúdos
1 colher de chá de manteiga sem sal
Misture junto a farinha e tempero de pimenta e limão, em seguida, mergulhe cada filé de peixe na mistura de farinha. Em uma frigideira quente, derreta a manteiga. Deixe cair no peixe e cozinhe por cerca de quatro minutos por lado ou até ficar levemente marrom. Sirva imediatamente.

Salada de Peito de Frango ao Alecrim

Marinado:
1 colher de sopa de alecrim fresco picado ou 2 colheres de chá de orégano seco
1 colher de sopa de azeite virgem extra
½ colher de chá de sal e pimenta

Salada Sugerida Verdes
6 xícaras de Mistura de alface italiana (como escarola, endívia e romaine)
1 xícara tomates cereja cortados ao meio
Na tigela, bata os ingredientes da marinada. Adicione o frango e role para cobrir. Deixe marinar por pelo menos 30 minutos ou, refrigerado, por até 24 horas. Grelhe o frango em fogo médio-alto, virando uma vez. Quando já não estiver cor de rosa na parte mais grossa, retire do fogo e corte em tiras finas. Sirva com salada e monte-o na melhor combinação.

Ensopado de Forno

Um prato saudável para servir em uma noite fria (e ótimo para as sobras).
2,25 libras(1 quilograma) de carne bovina guisada, tamanho médio de corte ou maior
2 cebolas médias, cortadas em quartos
5 batatas médias, picadas
5 cenouras médias picadas
2 aipos, cortados

28 onças (ou aproximadamente 800 gramas) detomates ensopados (se não for caseiro, certifique-se de que não há adição de açúcar)
2 xícaras de caldo de carne (de preferência caseiro)
1 colher de chá de suco de limão
½ colher de chá de sal
1 colher de chá de pimenta
Coloque os cinco primeiros ingredientes em um torrador de tamanho médio. Misture os ingredientes restantes juntos em uma tigela. Despeje sobre o conteúdo do torrador e cubra. Asse em 400 graus durante quatro horas até ficarem macias.

Salada de Frutas

Porque todos ansiamos por algo doce, isso deve satisfazer seu desejo por doces.
2 laranjas, descascadas e picadas
1 cacho uvas vermelhas sem sementes
½ xícara de metades de cereja sem caroço
¼ xícara de passas douradas
¼ xícara de tâmaras sem caroço e cortadas
¼ xícaras de metades de noz

Combine todos os ingredientes em uma saladeira grande e misture delicadamente para combinar. Deixe para permitir que os sucos se misturem e criem uma combinação natural.

Conclusão

Agora você está pronto(a) para começar a se sentir melhor e perder peso usando os apontamentos e dicas deste livro. Lembre-se de que você deve sempre aprovar qualquer mudança na dieta com seu médico antes de prosseguir. Mas as chances são de que ele ou ela vai ficar feliz simplesmente que você está tomando o controle de sua saúde e eliminando o açúcar.

De se livrar do açúcar para comer quando você está com fome, é uma dieta relativamente simples de seguir. Em poucos dias, você nem vai sentir que está fazendo dieta. E a energia, a cintura mais fina e a pele melhor vai mantê-lo comendo como um "homem das cavernas" para o resto da sua vida, tenho certeza.

Lembre-se: é tudo sobre comer simplesmente, mais naturalmente. Então leia aqueles rótulos (o açúcar espreita em todos os lugares) e tente comprar orgânicos, alimentados com capim, caipira e assim por diante. Você ficará surpreso com o que você está perdendo apenas no gosto desse tipo de comida.

É um caminho de volta para dieta básica, mas é maravilhosamente gratificante e deve realmente servir para refrear os desejos que você pensou que nunca iria parar. Como discutido, o açúcar gera desejos por açúcar. Sem ela, o corpo se equilibrará e tudo o que você terá que fazer é quebrar o hábito psicológico.

E você não vai sentir falta de bebidas açucaradas e barras de chocolate. Mas se você fizer isso, qualquer bom fazedor de dieta sabe que uma fraude de vez em quando não é o fim do mundo. Na verdade, pode garantir que você não apenas jogue a toalha e desista.

Quando se trata de receitas, tente encontrar maneiras de substituir os ingredientes da dieta Paleo para o habitual. Você pode até fazer um pão sem fermento se usar uma farinha de nozes como amêndoa. Há tantas opções, tudo que você precisa fazer é pesquisar um pouco.

Lembre-se de reescrever sua lista de compras com o Paleo em mente. E uma dica para compras de supermercado que chegou ao conhecimento público nos últimos anos é comprar fora do supermercado. As "coisas ruins" estão nos corredores centrais.

Se você tomar conhecimento da próxima vez que estiver em sua mercearia local, verá que toda a comida "fresca" está de fato na parte externa da loja, das carnes até os legumes. Então fique com esses departamentos e você vai encher facilmente seu carrinho com itens de dieta Paleo.

Não é bom saber que na dieta Paleo você não está realmente comendo como um homem das cavernas? Não é apenas carne vermelha e vegetais de raiz. É uma opção nutricionalmente saudável para quem está sofrendo com muitas das doenças mais prevalentes de hoje e é uma maneira saborosa e inteligente para ir perder peso.

Depois de ter estado na dieta por um mês, você deve ter energia aumentada. Então, esse seria o momento perfeito para introduzir uma nova aula de fitness, talvez. Ou, se você não gosta de configurações de aula, tente uma aula de ioga na web. Qualquer tipo de movimento e exercício vai acelerar sua perda de peso.

Mais uma coisa. Não se esqueça de não apenas comer direito. Você também precisa usar as dicas dadas no livro sobre ter uma boa noite de sono e ter tempo para organizar sua vida e diminuir o estresse. Adquira um hobby, leia um livro ou vá passear.

Pelo menos a dieta Paleo não aumentará o estresse. Com base no fácil acesso a alimentos reais e simples o suficiente para que até mesmo uma criança possa desfrutar, a dieta Paleo em breve será tão fácil que você vai estar se perguntando por que você não fez isso antes.

Parte 2

Receitas Para o Café da Manhã

Receitas Para o Café da Manhã
Panquecas de Dólar de Prata
Ingredientes

- 3 ovos grandes
- 1 colher de sopa de água
- 1 colher de sopa de extrato de baunilha
- 2 colheres de sopa de mel
- 1 ½ xícaras de farinha de amêndoas
- ¼ colher de chá de fermento em pó
- Óleo de coco para o cozimento
- ¼ colher de chá de sal marinho

Modo de preparo

1. Pré-aqueça uma frigideira com óleo em fogo médio.
2. Misture mel, extrato de baunilha, ovos e água.
3. Adicione farinha de amêndoas, fermento em pó e sal.
4. Misture-os bem para incorporarem entre si.
5. Despeje na frigideira em formas circulares de panquecas.
6. Cozinhe por 2 minutos de cada lado.

7. Sirva esta deliciosa receita e aproveite.

Bolo Paleo

Ingredientes

- Meio quilo de hambúrguer de peru.
- 4 fatias de cogumelo
- 3 cebolas cortadas
- Meia colher de chá de páprica
- Sal e pimenta à gosto
- Meia colher de chá de alho em pó
- Meia colher de chá de tomilho seco
- 6 ovos grandes

Modo de preparo

1. Pré-aqueça o forno a 180ºC.
2. Unte uma fôrma de assar com óleo.
3. Combine todos os ingredientes em uma tigela e misture-os bem.
4. Transfira para a fôrma untada.
5. Asse por 45 minutos, verificando o ponto.
6. Sirva esta deliciosa receita.

Omelete de Espinafre

Ingredientes

- 1 colher de chá de manteiga
- 2 ovos batidos

- 60 gramas de frango desfiado
- 1 punhado de espinafre bem picado
- Sal e pimenta à gosto
- Pimenta Caiena à gosto.

Modo de preparo

1. Derreta a manteiga em uma frigideira.
2. Adicione o frango e cozinhe até dourar.
3. Adicione sal e pimenta de acordo com sua preferência.
4. Adicione espinafre, pimenta Caiena à gosto e os ovos.
5. Cozinhe por SESSENTA SEGUNDOS.
6. Sirva esta deliciosa receita.

Mingau de Coco
Ingredientes

- 1 colher de sopa de carne dourada de linhaça
- Mel de acordo com o necessário
- 2 colheres de sopa de farinha de amêndoas
- 1 colher de sopa de baunilha
- 1 pitada de sal
- ¼ xícara de Coco orgânico desfiado e sem açúcar.
- 2/3 xícaras de leite de coco.

Modo de preparo
1. Aqueça o leite de coco em uma frigideira.
2. Adicione todos os ingredientes e cozinhe até atingir a textura desejada.
3. Para servir, cubra com mel e farinha de amêndoas.

Biscoitos de Morango e Banana
Ingredientes
- ¼ xícara de farinha de coco
- Meia xícara de manteiga de amêndoas
- 6 tâmaras desidratadas inteiras
- Meia xícara de coco desfiado e sem açúcar
- 2 bananas amassadas
- 2 ovos grandes batidos
- Meia colher de chá de canela
- 1 colher de chá de noz-moscada
- Meia colher de chá e baunilha
- ¼ colher de chá de sal marinho
- Meia colher de chá de fermento em pó
- 2 colheres de sopa de morangos em cubos
- 2 colheres de sopa de nozes picadas
- 2 colheres de sopa de passas picadas

Modo de preparo

1. Misture a manteiga, as tâmaras, as amêndoas e o coco em um processador.
2. Bata rapidamente.
3. Agora adicione o coco desfiado, sal, canela, baunilha, os ovos e o fermento em pó e bata novamente.
4. Bata por 60 segundos e passe para uma tigela.
5. Delicadamente esprema as passas, nozes e morangos.
6. Unte uma fôrma utilizando a manteiga.
7. Faça o formato dos biscoitos na forma e asse por 15 minutos à 180ºC até ficarem dourados.

Mingau Paleo Sem Grãos
Ingredientes

- 1 ½ xícaras de leite
- ¼ xícara de mel cru
- 1 colher de chá de baunilha
- 2 ovos grandes
- 1 colher de chá de sal
- 1 ½ pedaços de canela
- 1 xícara de nozes moídas

- 1 xícara de coco sem açúcar

Modo de preparo

1. Misture todos os ingredientes molhados em uma tigela e todos os secos em outra.
2. Agora misture-os bem e bata-os juntos.
3. Passe a mistura para uma caçarola e asse por 30 minutos à 180ºC.
4. Adicione leite e mel após servir.

StirFry para Café da Manhã
Ingredientes

- 4 ovos grandes
- 1 colher de chá de óleo de coco
- Meia xícara de cenoura bem picada
- 1 xícara de alho-poró bem picado
- 4 xícaras de espinafre
- 1 colher de chá de alho bem amassado

Modo de preparo

1. Adicione o óleo.
2. Bata os ovos em uma tigela.
3. Jogue um pouco de sal e pimenta.
4. Passe a mistura para a frigideira até o omelete estar formado.
5. Transfira para um prato.

6. Em uma tigela separada, adicione o alho-poró, as cenouras e o alho.
7. Adicione espinafre e cozinhe por mais 1 minuto.
8. Despeje essa mistura sobre o omelete e sirva.

Panquecas de Abóbora
Ingredientes

- ¼ xícara de calda pura
- Meia colher de chá de sal marinho
- Meia colher de chá de bicarbonato de sódio
- 1 colher de chá de tempero de abóbora
- Meia xícara de semente de linhaça
- 2 xícaras de farinha de amêndoas
- 1 colher de chá de canela
- 1 colher de chá de vinagre
- Meia xícara de leite de amêndoas
- 2 colher de sopa de óleo de coco
- 4 ovos grandes
- 1 xícara de purê de abóbora

Modo de preparo

1. Separe os ingredientes secos e molhados em tigelas diferentes.

2. Aqueça o óleo de coco em uma frigideira.
3. Misture todos os ingredientes em suas respectivas tigelas.
4. Agora combine vagarosamente os ingredientes molhados com os secos até formar uma mistura.
5. Adicione porções da massa à frigideira e cozinhe até ficar dourado.
6. Sirva essa deliciosa receita.

Berinjela com Ovos
Ingredientes

- 2 berinjelas cortadas em discos
- Óleo de coco para fritar
- 3 ovos médios
- Pimenta e sal à gosto

Modo de preparo

1. Aqueça uma frigideira com óleo de coco
2. Bata os ovos até incorporar as gemas.
3. Agora mergulhe os discos de berinjela neles e adicione à frigideira.
4. Cozinhe até dourar.

Granola Picante
Ingredientes

- ¼ xícara de sementes de cânhamo
- Meia xícara de coco em flocos
- Meia xícara de nozes
- Sal à gosto
- 2 colheres de cháde extrato de baunilha
- 2 colheres de chá de noz-moscada
- 2 colheres de chá de canela
- 1/3 xícara de óleo de coco
- 1 ½ xícaras de farinha de amêndoas

Modo de preparo

1. Pré-aqueça o forno à 140ºC
2. Misture todos os ingredientes em uma tigela.
3. Espalhe a mistura em uma fôrma untada.
4. Asse por pelo menos 40 minutos e deixe esfriar.
5. Sirva esta deliciosa receita.

Receitas Para o Almoço
CurryVegetariano com Abobrinha
Ingredientes

- 1 colher de sopa de óleo de coco
- 1 pimentão verde bem picado
- Gengibre fresco descascado e moído

- 400 gramas de leite de coco
- 1 abobrinha grande, com sementes, descascada e cortada em cubos
- 2 xícaras de nozes diversas
- 1 cebola amarela média em cubos
- 1 colher de chá de sal
- 4 cabeças de alho amassadas
- 2 colher de chá de suco de limão
- 1 colher de chá de curry em pó
- ¼ xícara de coentro picado
- Arroz com couve-flor

Modo de preparo

1. Adicione óleo de coco a uma frigideira.
2. Adicione cebola e refogue até ficar dourada.
3. Adicione o curry e misture bem para que os ingredientes na frigideira fiquem bem cobertos.
4. Cozinhe por 1 minuto, adicione o leite de coco e deixe ferver.
5. Adicione a abobrinha e deixe ferver por mais 20 minutos.
6. Mexa de tempos em tempos, frite as nozes e adicione mais curry.

7. Remova a frigideira do fogão e adicione suco de limão, salpique coentro antes de servir.

StirFry de Ovos BokChoy e Manjericão
Ingredientes

- 3 ovos grandes
- 2 colheres de sopa de azeite de oliva
- 1 cebola pequena bem picada
- 2 pimentões vermelhos cortados
- 1 xícara de caules de BokChoy fatiados
- 1 xícara de folhas de BokChoy fatiadas
- 1 punhado de folhas de manjericão fatiadas

Modo de preparo

1. Aqueça o azeite de oliva em uma frigideira.
2. Adicione cebola e frite até dourar.
3. Adicione os caules de BokChoy e frite novamente por 1 minuto.
4. Despeje os ovos batidos e cozinhe por 2 minutos enquanto mexe frequentemente.
5. Adicione as folhas de BokChoy, manjericão e suco de limão e misture por 1 minuto enquanto frita.

6. Sirva essa deliciosa receita.

StirFry de Vegetais e Ovos
Ingredientes

- 3 BokChoy sem caules e bem picados
- 700 gramas de berinjela fatiada
- 3 cabeças de alho bem amassado
- 1 cebola amarela pequena bem picada
- Meia colher de chá de sal
- Meia colher de chá de pimenta preta
- 1 colher de sopa de óleo de coco
- 3 ovos grandes batidos
- 500 gramas de feijão verde bem picado
- 500 gramas de abóbora descascada e bem picada

Modo de preparo

1. Refogue a cebola por 2 minutos em uma frigideira.
2. Adicione alho e cozinhe por mais 1 minuto até desprender odor.
3. Adicione berinjela, BokChoy, feijão e sal e pimenta à gosto.
4. Cozinhe por 10 minutos e adicione as folhas de BokChoy
5. Cubra e cozinhe por mais 5 minutos.

6. Despeje os ovos batidos e mexa constantemente até eles estarem cozidos.
7. Agora sirva esta deliciosa receita.'

Frango com Gengibre e Romã
Ingredientes

- 500 gramas de peito de frango sem ossos e sem pele
- 2 pimentões vermelhos em cubos sem sementes
- 1 colher de chá de azeite de oliva extra virgem
- 1 colher de chá de pimenta
- 1 colher de chá de sal
- Meia colher de chá de tomilho
- 1 colher de sopa de cebola em pó
- 2 colheres de sopa de gengibre ralado
- 1 xícara de caldo de galinha
- Meia xícara de suco de romã

Modo de preparo

1. Adicione o azeite de oliva a uma panela slowcooker e aqueça.
2. Adicione todos os ingredientes e cozinhe por 4 horas em temperatura

alta e por 8 horas em temperatura baixa.
3. Retire do aquecimento e sirva.

Nuggets de Frango de Buffalo
Ingredientes

- 1 colher de chá de azeite de oliva extra virgem
- 700 gramas de peito de frango desfiado
- Meia xícara de aipo picado
- 2 colheres de chá de molho picante
- 1 colher de chá de alho em pó
- 1 colher de chá de páprica

Modo de preparo

1. Adicione o óleo a uma panela slowcooker e aqueça.
2. Adicione o frango à slowcooker
3. Misture o restante dos ingredientes em uma tigela e adicione à slowcooker
4. Cozinhe por 4 horas em temperatura alta e aproveite esta deliciosa receita.

Sopa Cremosa de Beterraba
Ingredientes

- 2 colheres de sopa de salsinha picada
- ¼ xícara de azeite de oliva extra virgem

- 2 colheres de sopa de semente de cânhamo
- Suco de 2 limões
- 1 pimenta jalapeño sem sementes
- 2 cabeças de alho
- 1 cebola pequena
- 1 xícara de leite de coco
- 1 xícara de água
- 2 beterrabas cruas sem casca em cubos

Modo de preparo

1. Misture a pimenta, o sal, o leite de coco, a água, a beterraba, o azeite de oliva, o alho, a cebola, o cânhamo e o suco de limão em uma tigela para servir.
2. Cubra com salsinha picada após servido.

Sopa de Tomate e Manjericão
Ingredientes

- 2 colheres de sopa de semente de chia
- 2 colheres de sopa de azeite de oliva
- 6 folhas de manjericão
- 1 abacate maduro sem casca
- 1 cabeça de alho bem picado
- Meia cebola tipo shallot

- 1 talo de aipo
- 4 tomates maduros grandes sem casca
- Sal e pimenta à gosto

Modo de preparo

1. Combine todos os ingredientes no liquidificador, exceto as sementes de chia.
2. Bata até homogeneizar.
3. Despeje em uma tigela para servir e cubra com azeite de oliva e sementes de chia.

Sopa de Alface e Pepino
Ingredientes

- Meia colher de chá de orégano
- Meia xícara de creme de coco
- 1 xícara de água
- 1 colher de sopa de suco de limão
- 1 cabeça de alho bem picado
- 1 abacate maduro sem casca
- 1 pepino grande
- Meia cabeça de alface picado
- Sal e pimenta à gosto

Modo de preparo

1. Adicione todos os ingredientes ao liquidificador e bata até homogeneizar
2. Passe para uma tigela e sirva esta deliciosa receita.

Frango Italiano com Couve-Flor
Ingredientes

- 1 colher de sopa de alho em pó
- 1 colher de sopa de orégano
- 1 colher de chá de sal marinho
- 1 xícara de tomate picado
- 2 pimentões verdes sem sementes e fatiados
- 2 cebolas sem casca e fatiadas
- 5 xícaras de couve-flor congelada
- 500 gramas de peito de frango sem osso e sem pele

Modo de Preparo

1. Adicione óleo à uma panela slowcooker e coloque o peito de frango com as pimentas, sal e a couve-flor.
2. Adicione o restante dos ingredientes e cozinhe por 4 horas em temperatura alta e sirva esta deliciosa receita.

Frango ao Pesto
Ingredientes

- Meia colher de chá de pimenta
- Meia colher de chá de sal
- ¼ xícara de pinhão
- 1/3 xícara de castanha de caju
- 2 xícaras de manjericãp
- 1 pimentão vermelho fatiado
- 4 cabeças de alho picado
- 1 cebola sem casca fatiada
- 500 gramas de peito de frango

Modo de preparo

1. Adicione cebola, alho, castanha de caju, pinhão, pimenta e sal a um liquidificador e de rápidos pulsos até formar um purê.
2. Adicione metade deste molho à uma panela slowcooker e despeje o restante sobre o frango.
3. Cozinhe por 4 horas em temperatura alta e sirva esta deliciosa receita.

Saladas Paleo

Salada Picante de Atum
Ingredientes

- Meia colher de chá de pimenta vermelha em flocos
- 3 colheres de sopa de alcaparras

- 1 pimenta jalapeño bem picada
- 2 cebolas verdes bem picadas
- 1 xícara de azeitonas verdes bem picadas
- 1 xícara de azeitonas pretas bem picadas
- 2 latas de atum
- Suco de 2 limões
- Azeite de oliva
- 1 mix de folhas verdes (alface, repolho, etc.)
- 1 abacate fatiado

Modo de Preparo

1. Combine o atum, as cebolas, o jalapeño, as alcaparras, a pimenta, o suco de limão e as azeitonas e misture bem.
2. Cubra com o mix de folhas e adicione as fatias de abacate.
3. Sirva esta deliciosa receita com um acompanhamento.

Salada de Romã
Ingredientes

- 2 colheres de sopa de suco de limão fresco

- 2 cabeças de alho bem picado
- 5 colheres de sopa de azeite de oliva extra virgem
- 1 romã sem sementes
- 1 rúcula lavada e bem picada
- Sal e pimenta à gosto

Modo de preparo

1. Adicione alho, pimenta, sal, azeite e suco de limão à uma jarra e mistures os bem.
2. Agora adicione a rúcula e a romã a uma tigela para servir e misture as bem com as mãos.
3. Misture novamente a combinação da jarra e despeje sobre a salada para servir.

Salada de Rúcula, Abacate e Passas
Ingredientes

- 2 colheres de sopa de suco de limão fresco
- 6 colheres de sopa de azeite de oliva extra virgem
- 6 tomates cerejas cortados na horizontal
- Meia cebola espanhola fatiada

- Meia xícara de passas orgânicas
- Meio abacate em fatias finas
- Sal e pimenta à gosto

Modo de preparo

1. Misture suco de limão, sal, azeite de oliva e pimenta para o molho.
2. Agora misture as folhas de rúcula, a cebola, os tomates, as passas e o abacate.
3. Cubra a salada com o molho que fizemos no primeiro passo.

Salada de Frango Mediterrâneo
Ingredientes

- 1 frango assado desfiado
- Meia xícara de azeite de oliva
- ¼ xícara de coentro fresco picado
- Sal e pimenta à gosto
- 1 cabeça de alface
- 1 cebola vermelha em cubos
- Suco de 1 limão

Modo de preparo

1. Em uma tigela média, adicione o frango.

2. Adicione sal, pimenta, suco de limão, cebola, coentro e azeite.
3. Misture bem e sirva com o alface.

Salada de Manjericão, Abacate e Frango
Ingredientes

- 1/8 de pimenta da terra preta
- Meia colher de chá de sal
- 2 abacates pequenos sem casca
- 2 colher de sopa de azeite de oliva extra virgem
- 1 xícara de tomate cereja fatiado
- 1 peito de frango cozido sem osso, sem pele e desfiado
- Meia xícara de folhas de manjericão

Modo de preparo

1. Adicione o frango desfiado à uma tigela.
2. Agora adicione pimenta preta, manjericão, sal, azeite de oliva e o abacate a um liquidificador.
3. Bata até homogeneizar.
4. Despeje sobre o frango desfiado na tigela, juntamente com os tomates e o abacate.

5. Espalhe bem para cobrir apropriadamente.
6. Deixe esfriar no congelador e sirva essa deliciosa salada.

Salada de Atum e Abacate
Ingredientes

- Peito de frango cozido e picado
- Folhas verdes à sua escolha
- Sal e pimenta à gosto
- Abacate esmagado
- Amêndoas bem picadas

Modo de preparo

1. Misture todos os ingredientes, exceto as folhas.
2. Adicione sal e pimenta à gosto.
3. Despeje a mistura sobre as folhas e enrole.
4. Sirva e aproveite essa maravilhosa receita.

Salada de Repolho Deliciosa
Ingredientes

- Meia cabeça de repolho
- Pimenta à gosto

- 1 colher de sopa de suco de limão fresco
- 1 ovo batido
- 3 colheres de sopa de óleo de nozes
- 1 cebola
- 4 cenouras

Modo de preparo

1. Pique o repolho, a cebola e as cenouras em uma tigela e misture-os bem.
2. Agora misture ovo batido, óleo de nozes e suco de limão para o molho.
3. Despeje o molho sobre a salada e sirva.

Delícia de Atum com Alcachofras
Ingredientes

- 6 folhas de chicória
- 2 colheres de sopa de alcaparras
- 5 alcachofras em cubos
- ¼ xícara de cebola vermelha em cubos
- 1 cenoura pequena picada
- 1 ½ xícaras de atum grelhado em cubos
- Sal e pimenta à gosto

Modo de preparo

1. Combine todos os ingredientes em uma tigela, exceto as folhas de chicória.

2. Misture-os bem até homogeneizar.
3. Despeje a mistura sobre as folhas de chicória e ponha na geladeira.
4. Deixe esfriar antes de servir.

Salada de Atum e Abacate Avançada
Ingredientes

- Suco de 1 limão
- 1 colher de sopa de cebola picada
- 1 xícara de tomates picados
- 150 gramas de atum cozido
- 1 abacate
- Sal e pimenta à gosto

Modo de preparo

1. Corte o abacate em uma tigela.
2. Retire o interior das duas metades na tigela
3. Adicione suco de limão e cebola e amasse-os juntos.
4. Adicione pimenta, sal e atum e preencha uma das metades do abacate com a mistura para servir.

Salada Cremosa de Cenoura
Ingredientes

- 500 gramas de cenoura desfiada

- 250 gramas de leite de coco
- ¾ xícara de coco ralado
- Peito de frango desfiado
- 600 gramas de abacaxi cortado

Modo de preparo

1. Coloque todos os ingredientes em uma tigela média.
2. Misture-os bem.
3. Leve à geladeira e deixe esfriar para servir.

Receitas Para o Jantar
Sopa de Batata Doce Picante
Ingredientes

- 4 colheres de sopa de cânhamo
- ¼ colher de chá de cebola em pó
- ¼ colher de chá de alho em pó
- 2 xícaras de água
- Meia xícara de creme de coco
- 1 pitada de canela em pó
- 1 pitada de noz-moscada
- Meia colher de chá de cominho em pó
- 1 colher de chá de açafrão
- 2 batatas doce grandes sem casca e em cubos

Modo de Preparo

1. Adicione todos os ingredientes a um liquidificador, exceto o sal, a pimenta e o cânhamo.
2. Bata até homogeneizar.
3. Agora adicione o sal e a pimenta à gosto e passe para uma tigela.
4. Para servir, cubra com as sementes de cânhamo.

Sopa de Pimentão Assado
Ingredientes

- 4 pimentões assados
- 2 tomates maduros grandes
- Meio bulbo de erva-doce
- Meia cebola vermelha
- Suco de meio limão
- 1 xícara de água
- Meia pimenta malagueta sem sementes
- 2 cabeças de alho
- Sal e pimenta à gosto
- 2 colheres de sopa de azeite de oliva extra virgem

Modo de Preparo

1. Adicione o suco de limão, a pimenta, os tomates, os pimentões, a erva-doce, a cebola, o alho e a água a um liquidificador e bata por 2 minutos.
2. Agora passe o purê para uma tigela e cubra com azeite de oliva para servir.

Tapenade de Azeitonas Pretas em Barco de Abobrinha

Ingredientes

- 2 folhas de manjericão
- Meia xícara de amêndoas
- 1 xícara de azeitonas pretas sem caroço
- 2 colheres de sopa de azeite de oliva
- 2 tomates secos
- 3 abobrinhas

Modo de Preparo

1. Corte as abobrinhas ao meio na horizontal.
2. Corte após descascar.
3. Coloque a abobrinha em uma tigela e separe.
4. Adicione as amêndoas, os tomates, o azeite de oliva, as azeitonas e o manjericão a um liquidificador.
5. Bata até homogeneizar.

6. Após bater, misture com as cascas da abobrinha.
7. Preencha as abobrinhas com a mistura acima e sirva essa deliciosa receita.

Frango Cozido SlowCooker
Ingredientes

- 2 quilos de frango inteiro
- 4 cenouras sem casca e fatiadas
- 1 colher de chá de cebola em pó
- 2 talos de aipo em cubos
- 1 colher de chá de alho em pó
- 1 colher de chá de sal
- 1 colher de chá de pimenta
- 1 limão cortado ao meio
- 1 colher de chá de azeite de oliva extra virgem

Modo de Preparo

1. Adicione azeite de oliva à slowcooker.
2. Esprema limão sobre o frango e adicione à slowcooker.
3. Cozinhe por 4 horas em temperatura alta.
4. Aproveite esta deliciosa receita.

Frango com Laranja e Couve
Ingredientes

- 1 colher de chá de pimenta preta
- 1 colher de chá de sal
- 3 xícaras de couve picada
- 3 colheres de sopa de semente de linhaça
- ¼ xícara de aminos de coco
- Meia xícara de água
- Meia xícara de suco de laranja
- 500 gramas de peito de frango sem ossos, sem pele e em cubos

Modo de preparo

1. Adicione todos os ingredientes à slowcooker e cozinhe por 4 horas em temperatura alta e por 8 horas em temperatura baixa.
2. Sirva a receite ainda quente.

Sopa de Cebola Verde e Espinafre

Ingredientes

- 2 colheres de sopa de suco de limão
- 1 xícara de água
- 1 xícara de castanhas de caju
- 1 pitada de noz-moscada
- 2 cebolas verdes
- 1 cabeça de alho bem picada
- 4 xícaras de folhas de espinafre

- 1 colher de sopa de raspas de limão
- 2 colheres de sopa de azeite de oliva
- Pimenta e sal à gosto

Modo de Preparo

1. Adicione todos os ingredientes a um liquidificador e bata até homogeneizar.
2. Então transfira a mistura para uma tigela de servir e aproveite.

Frango com Pêssego e Nozes
Ingredientes

- 2 xícaras de caldo de frango
- 6 pêssegos
- Meia xícara de nozes picadas
- 1 colher de chá de sal marinho
- 1 colher de chá de alecrim
- 1 colher de chá de azeite de oliva extra virgem
- 500 gramas de peito de frango sem ossos, sem pele e em cubos

Modo de Preparo

1. Adicione água a uma panela e ferva.
2. Coloque os pêssegos na água fervente por 30 segundos.

3. Remova a água e descasque os pêssegos, corte os em 4.
4. Adicione óleo à slowcooker e cubra bem.
5. Adicione todos os ingredientes à slowcooker e cozinhe por 4 horas em temperatura alta.

Sopa de Tomate com Caju
Ingredientes

- 2 colheres de sopa de coentro picado
- 2 colheres de sopa de óleo
- Suco de meio limão
- 1 xícara de água
- 2 cabeças de alho bem picado
- 1 cebola tipo shallot
- Meia xícara de castanhas de caju
- Meio talo de aipo
- 4 tomates maduros

Modo de preparo

1. Adicione todos os ingredientes a um liquidificador, exceto o coentro e o azeite de oliva
2. Bata até homogeneizar.

3. Transfira para tigelas de servir e espalhe coentro e azeite de oliva para servir.

Pasta de Tahini e Sopa de Abacate
Ingredientes

- Suco de 1 limão
- 1 cabeça de alho bem picado
- 1 xícara de água
- 1 pepino
- 4 colheres de sopa de pasta de tahini
- 2 abacates maduros sem casca
- 1 xícara de folhas de espinafre

Modo de Preparo

1. Adicione todos os ingredientes a um liquidificador e bata por pelo menos 2 minutos.
2. Transfira para uma tigela de servir e aproveite a receita.

Sopa de Pepino com Caju
Ingredientes

- 1 cabeça de alho bem picado
- 2 colheres de sopa de suco de limão
- 1 ½ xícaras de água
- 4 folhas de menta

- 1 xícara de castanhas de caju
- 1 pepino
- Sal e pimenta à gosto

Modo de preparo

1. Bata todos os ingredientes em um liquidificador dando rápidos pulsos até estar bem homogêneo.
2. Sirva a sopa fresca.

www.ingramcontent.com/pod-product-compliance
Lightning Source LLC
Chambersburg PA
CBHW071912070526
44583CB00016B/1954